GUIDE DU GRADÉ

CHARGÉ DES DÉTAILS D'UNE

Infirmerie Régimentaire

PAR

Le Docteur CLERC

MÉDECIN AIDE-MAJOR DE 1re CLASSE

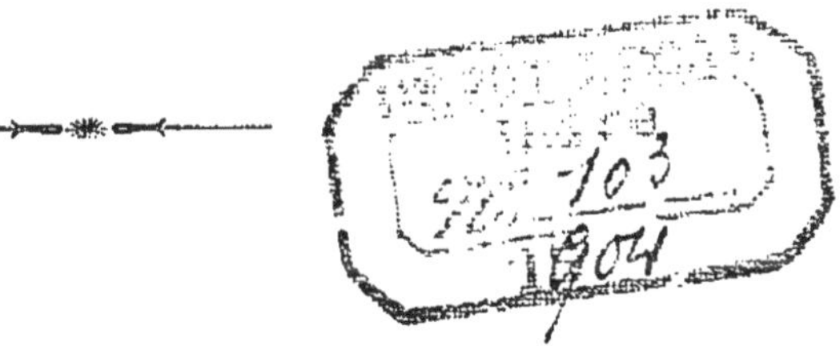

PARIS

A. MALOINE, ÉDITEUR

25-27, RUE DE L'ÉCOLE-DE-MÉDECINE, 25-27

1904

GUIDE DU GRADÉ

CHARGÉ DES DÉTAILS D'UNE

Infirmerie Régimentaire

GUIDE DU GRADÉ

CHARGÉ DES DÉTAILS D'UNE

Infirmerie Régimentaire

PAR

Le Docteur CLERC

MÉDECIN AIDE-MAJOR DE 1ʳᵉ CLASSE

PARIS

A. MALOINE, ÉDITEUR

25-27, RUE DE L'ÉCOLE-DE-MÉDECINE, 25-27

1904

Conseils généraux

Le gradé chargé des détails de l'infirmerie régimentaire
est un sous-officier ou un brigadier (ou caporal). Il tient,
dit le Règlement sur le service de santé à l'intérieur, les
registres ainsi que toutes les écritures se rapportant au service médical et à l'administration de l'infirmerie.

Son rôle est donc important. Il peut et il doit éviter au
médecin la préoccupation et la préparation de multiples
pièces périodiques, de nombreux registres.

Malheureusement tout médecin militaire a pu se rendre
compte combien rares sont les gradés aptes à bien seconder
le chef de service. Il est, d'ailleurs, compréhensible que les
unités n'abandonneraient pas sans regret un bon gradé qui
peut leur rendre des services dans leur comptabilité per-
sonnelle.

D'autre part, lorsque la place de ce gradé devient vacante,
il faut admettre que le nouveau titulaire trouvera une administration et une comptabilité toutes nouvelles. Il aura notion
à la suite de ses études pour arriver au grade, d'une comptabilité de compagnie, d'escadron ; il ne connaîtra pas le premier mot de ce qu'il fera à l'infirmerie.

Bien rarement, l'infirmerie est dotée d'un rengagé comme
les bureaux des autres milieux régimentaires. Il faut donc
refaire à chaque instant l'éducation administrative du nouveau gradé.

Parfois même, dans de nombreux détachements, le secrétaire de l'infirmerie est un homme presque quelconque qui
change à chaque instant, qui ne connaît aucun roulement
de pièces.

De ce fait, ou bien le médecin, quelquefois surchargé de besogne purement médicale, est obligé de se mettre au travail comme scribe, ou bien il se produit des à-coups regrettables.

Nous avons dicté à notre secrétaire ces quelques pages, que lira son successeur et qu'il pourra consulter. Nous avons cherché, non point à donner des conseils au médecin, mais à lui préparer la besogne première, pour lui éviter de nombreuses pertes de temps. Les pages blanches que nous avons intercalées dans le texte permettront de combler les lacunes et de rectifier les erreurs.

I. *Lecture des réglements.* — L'Infirmerie dépend du Réglement sur le service intérieur des corps de troupe en ce qui concerne les relations avec les unités du corps de troupe : elle dépend du Réglement sur le service de santé de l'armée a l'intérieur en ce qui concerne les malades admis à l'infirmerie.

Le gradé devra donc relire les articles du Réglement sur le service intérieur des corps de troupes, c'est-à-dire le chapitre IX du service intérieur des troupes d'Infanterie et le chapitre XXXI.

Puis il lira attentivement le Réglement sur le service de santé à l'intérieur (chapitre II. Infirmerie régimentaire). Il aura de la sorte une idée générale sur le fonctionnement de son nouveau service.

II. *Agenda journalier.* — Les premières qualités d'un comptable doivent être l'ordre et la régularité. Chaque jour apporte son travail. Pour soulager une mémoire qui peut lui faire défaut, le gradé possédera un agenda à page quotidienne. Il y notera les pièces périodiques dont la liste sera établie en fin de ce travail, les observations ou compte-rendus à faire au médecin, les recommandations faites par ce dernier, les ordres qui lui auraient été donnés.

Cet agenda sera consulté chaque soir tout particulièrement pour éviter les omissions et les oublis. Chaque soir également, le gradé consultera la page du lendemain. S'il trouve l'indication d'une pièce périodique à fournir, il reportera à la prochaine date périodique l'indication nouvelle de la préparer. Exemple : En ouvrant l'agenda au 1er jour du mois, il notera à la date du 11 : Etat décadaire à fournir.

S'il trouve l'indication d'une revue de literie, il notera au mois suivant le rappel de cette visite, comme le prescrit le réglement sur le service intérieur.

Somme toute, il faut de l'ordre : avec de l'ordre, le gradé se persuadera que l'administration d'une infirmerie est la simplicité même.

III. *Reçus à réclamer.* — Toute pièce sortant de l'infirmerie, lettre, état, sera accompagnée d'un reçu préparé par le gradé de l'infirmerie. Le porteur demandera au destinataire de signer ce reçu qui accusera l'arrivée certaine de cette pièce et déjouera la paresse de certains commissionnaires.

Ces reçus seront conservés à l'infirmerie pour le cas de contestation, ou bien la signature sera placée en face de l'indication de la pièce sur un cahier de reçus.

IV. *Rapports et compte rendus à faire au médecin.* — Lorsque le gradé aura à rendre compte de faits quelconques urgents au médecin chef de service, il n'oubliera pas que les paroles sont souvent mal transmises. Il écrira ce qu'il doit dire et s'assurera par un reçu que la communication a bien été faite.

V. *Discrétion.* — La gradé se souviendra qu'il ne doit parler à personne de ce qu'il aura entendu et vu à la salle de visite, de ce qu'il aura inscrit sur des registres particuliers. La discrétion professionnelle est une grande qualité d'un homme qui voit les misères ou les maladies de ses semblables. Il apprendra souvent sur certains hommes des détails anatomiques ou des maladies intimes qu'il serait malhonnête de divulguer ou de plaisanter.

VI. *Médicaments.* — L'article 41 lui donne le droit de posséder la clef de l'armoire aux médicaments ordinaires. Il se persuadera de l'importance de cet article qui le rend personnellement responsable des médicaments et il ne délivrera *jamais* un médicament, *de quelque nature qu'il soit*, sans l'ordre formel du médecin (Règlement sur le service de santé). Les propriétés des médicaments sont très nombreuses et telle drogue paraissant anodine peut occasionner des accidents dans certaines circonstances que peut ne pas connaître le gradé de l'infirmerie.

Il veillera également à ne donner un médicament que sur l'ordre *écrit* du médecin.

VII. *Devoirs envers les malades*. — Les malades méritent de la part de tous des égards particuliers. La salle des malades n'est point une chambrée où l'on chante, où l'on fume, où l'on fait du bruit. Le silence doit régner dans une infirmerie pour permettre à certains malades de jouir du repos qui est souvent un excellent médicament.

Le gradé fera de fréquentes visites au lit des malades couchés pour s'enquérir de leurs besoins et de leurs désirs. Il leur parlera avec douceur et se rappellera qu'un malade a souvent besoin d'une bonne parole qui lui fait tant de bien.

Il veillera à ce que les infirmiers possèdent également ces qualités de douceur, de bienveillance, de bonté, qualités qui ne suppriment point une discipline respectueuse du règlement.

Il s'assurera que tel malade bronchitique et couché, a près de lui un crachoir ; que tel autre, immobilisé, possède un urinal, ou un seau hygiénique.

Pour bien soigner ses malades, il faut se mettre par la pensée à la place de ceux-là. Il faut les traiter comme nous désirerions être traités par eux, si nous étions malades. Il faut surtout venir les voir fréquemment et s'enquérir de tous leurs besoins.

Ce rôle de surveillance est oublié malheureusement de beaucoup de gradés qui se figurent que leur rôle est celui d'un scribe toujours assis à son bureau.

II. — Conseils particuliers.

I. *Devoirs au réveil.* — Le réveil sonne. Le gradé fait appliquer à l'Infirmerie comme ailleurs les prescriptions du service intérieur (chapitre LIV du Règlement sur le service intérieur des troupes d'infanterie), c'est-à-dire que les lits doivent être découverts, les fenêtres ouvertes, les chambres nettoyées, etc. Mais il ne doit point oublier qu'il s'agit de malades ; que, parmi ceux-là, certains souffrent. Il veillera donc à éviter le bruit désagréable à tout homme souffrant: le travail de propreté se fera en silence.

Il n'oubliera point, pendant l'hiver, que les fenêtres ouvertes peuvent gêner les malades couchés. Il saura qu'un malade *bien couvert* peut vivre toute fenêtre ouverte, sans inconvénient. *Il fera donc recouvrir et border ses malades invalides.*

Lorsque la propreté des chambres est obtenue, les malades doivent procéder à leurs ablutions journalières (article 53 du Règlement sur le service de santé). Il n'oubliera point que certains d'entre eux ne peuvent se rendre au lavabo. Il désignera un infirmier ou un malade valide pour apporter à ces derniers l'eau bienfaisante et agréable. Combien souvent, n'avons-nous pas constaté que des malades impotents n'avaient pu se laver pendant le temps de leur invalidité ! Mettons-nous à leur place et songeons combien nous souffririons nous-même de vivre dans la malpropreté.

II. *Températures à prendre.* — Pendant que les chambres sont préparées, il faut prendre la température des malades fiévreux ou désignés par le médecin.

Cette question de température est de toute importance.

Le gradé sera convaincu que le fait de marquer une température « à l'œil », c'est-à-dire sans l'avoir prise, est une mauvaise action qui peut coûter au malade de longs jours de maladie. Il se souviendra que les températures sont un moyen de diagnostic très sérieux.

Ces températures seront inscrites sur un carnet et non sur des feuilles volantes. Le carnet peut être du modèle suivant :

MOIS DE MARS

N° du lit	1er mars		2 mars		
	matin	soir	matin	soir	
1	37.8	39.2	37.2	37.5	etc...

Un dernier coup d'œil dans les salles, et nous nous occupons des malades à la chambre qui sont conduits à l'Infirmerie par le sergent de semaine dans l'infanterie, par le brigadier de semaine dans la cavalerie et l'artillerie.

III. *Malades à la chambre.* — Lorsque les malades à la chambre sont arrivés, le gradé s'occupera immédiatement à faire prendre la température de ces hommes. Ces chiffres de température seront inscrits en face du nom du malade sur le cahier de visite médicale.

Pendant cette opération, il transcrira sur le cahier de visite de l'infirmerie le nom, le matricule, la compagnie ou unité de chaque malade en ayant soin de laisser entre chaque nom un espace suffisant pour pouvoir inscrire toutes les prescriptions médicales.

Une précaution permet d'éviter les erreurs dans les entrées à l'infirmerie : c'est de demander au chef de l'unité de faire porter sur le cahier de visite médicale les noms des malades à l'Infirmerie avant ceux des malades à la chambre.

Un coup d'œil comparatif permettra de relever les erreurs ou omissions.

Ces vérifications sont le travail du gradé. Elles doivent être faites quand le médecin commence sa visite.

Ce travail est fini, vérifier si le bureau du médecin est prêt, si la plume est bonne, si l'encrier est garni, si l'abaisse-langue et la serviette à auscultation sont à portée de la main toutes questions très petites, mais qui indiqueront un esprit ordonné et disposeront admirablement l'esprit du chef.

Les malades à la chambre méritent, comme les malades à l'infirmerie, les attentions du gradé. Combien souvent n'avons-nous pas vu des salles d'attente sans banc, remplies de malades auxquels un siège eut été une satisfaction et un besoin réels ! Le gradé veillera donc à ce que ces malades soient assis, les impotents les premiers.

IV. *Visite médicale.* — Le médecin arrive : lui rendre compte des faits nouveaux ; l'agenda sera consulté ; lui donner le nombre des malades, lui présenter les circulaires et les lettres.

Pendant la visite, prendre toutes les prescriptions.

Avant de remettre les cahiers aux unités, surveiller attentivement que toutes les mutations prescrites soient portées. Il y aura concordance absolue entre les cahiers de visite de l'infirmerie et les cahiers des unités. Toutes les annotations du médecin seront reproduites. Il peut arriver que des cahiers d'unité soient perdus dans la suite et qu'il soit impossible de retrouver des renseignements utiles.

Ne point oublier que les malades guéris sont désignés pour sortir le lendemain ; les entrants entrent *le jour même* (article 63. Règlement sur le service de santé).

V. *Relevé alimentaire.* — Immédiatement après la visite, établir le relevé alimentaire pour permettre à la cantinière d'assurer l'alimentation des hommes à heure fixe.

Ce relevé ne présente aucune difficulté. Il est bon de faire chaque jour le décompte des frais sur cette feuille de régime. Le prix des denrées est fixé par le chef de corps et affiché à l'infirmerie.

VI. *Exécution des prescriptions médicales.* — Il y a lieu maintenant de surveiller les prescriptions du médecin.

Pour ce faire, le gradé divisera les malades en trois catégories :

1. Ceux qui ont des prescriptions.
2. Ceux qui sont sans prescriptions.
3. Ceux qui entrent à l'infirmerie.

Il éliminera de suite les catégories de ceux qui n'ont pas de prescriptions.

Puis il appellera ceux qui doivent entrer à l'infirmerie, leur indiquera l'article 44 du Réglement sur le service de santé, qui prescrit aux malades d'apporter à l'infirmerie leurs effets d'habillement et de petit équipement.

Mais il arrive trop fréquemment que le gradé renvoie à son unité pour accomplir cette formalité des hommes qui ne peuvent marcher que difficilement et qui souffrent. Il est simple dans ce cas de faire apporter ces objets par l'infirmier de l'unité du malade.

Enfin, il s'occupera des malades à la chambre ayant des prescriptions. Le rôle du gradé est de surveiller l'exécution de ces dernières. Il distribuera à chaque infirmier un travail, pansement et médication et lorsque tout sera fini, il fera l'appel des malades pour ne point oublier certains timides qui n'oseraient signaler leur oubli.

L'infirmerie est donc dégagée, libre du flot des malades à la chambre. Occupons-nous des malades à l'infirmerie.

Commençons par les entrants. Le règlement prescrit un bain de pieds (art. 45); puis le malade est conduit à son lit.

Les premiers pansements seront faits aux malades couchés ne pouvant se lever et la distribution du travail se fait comme pour les malades à la chambre.

Lorsque tout est fini, le gradé repassera auprès de chaque lit pour se rendre compte si rien n'est omis.

VI. *Distributions d'effets.* — Lorsque l'infirmerie possède des effets, le gradé consultera l'article 77 du règlement sur le service de santé pour l'appliquer.

VIII. *Régime alimentaire.* — Il surveillera matin et soir le régime de ses malades. Il assistera à la distribution des

aliments, service important et sérieux qui nécessite l'autorité d'un gradé.

Après chaque repas le réfectoire sera immédiatement mis dans le plus grand état de propreté.

Une recommandation : l'article 51 du Règlement sur le service de santé permet de disposer de convalescents pour seconder les infirmiers dans les travaux de l'infirmerie. Le gradé demandera chaque jour au médecin de lui désigner les hommes pouvant être employés comme auxiliaires temporaires.

III. — **Administration de l'Infirmerie.**

Nous avons donné à nos malades des soins consciencieux.
Toutes les prescriptions du médecin sont exécutées.

Notre infirmerie est parfaitement propre. Le travail principal est fini, mais il nous reste l'accessoire, le travail administratif.

Voyons à le faire simplement et jour par jour.

I. *Pancartes de l'infirmerie.* — Aucun bureau n'existe sans pancarte. Celles-ci servent à contrôler fréquemment et rapidement une situation de malades : elles servent aussi à fixer certains renseignements.

Quelles sont les pancartes utiles à l'infirmerie ?

La première est celle des malades à l'infirmerie.

La deuxième celle des malades à l'hôpital.

La troisième, celle des hommes en convalescence.

La quatrième, le prix des denrées.

La cinquième, les noms et adresses des médecins.

La sixième, le service de jour.

Le bon sens indique la façon de classer des fiches entre deux bouts de ficelle, une fiche pour chaque nom. Un bon moyen consiste à donne aux fiévreux une fiche bleue, aux blessés une fiche rouge, aux vénériens une fiche jaune.

Le nom et l'adresse des médecins doivent être sus et connus de tous les infirmiers.

La dernière pancarte est le service de jour.

Chaque jour un infirmier prend la garde pendant 24 heures (article 42).

Son nom sera donc inscrit sur la pancarte du service de jour.

Cet infirmier sera chargé de veiller à ce que tel malade à l'infirmerie ou à la chambre prenne, à heure fixe, le médicament prescrit. Pour ce faire, il consultera le tableau du service de jour.

EXEMPLE :

Service de jour du 4 au 5 septembre.

Infirmier de service : Pierre.

Malade à la chambre : Jean. — 3 heures du soir : Bain de la main dans une solution de bicarbonate de soude.
Durée du bain : demi-heure.
Eau chaude : 42 degrés.
Après le bain, pansement au permanganate de potasse.

Malades à l'infirmerie : Joseph. — 2 heures : 2 grammes de salicylate de soude.
André. — 4 heures : Pansement à l'eau salée.

De la sorte, aucun oubli, aucune omission. Après l'exécution, l'infirmier donne un coup de crayon sur la prescription pour indiquer qu'elle est faite.

II. *Carnet d'objets délivrés.* — Le gradé est responsable du matériel et des médicaments. S'il sort des bandes, des suspensoirs, des écharpes, le gradé doit savoir à qui ont été donnés ces objets.

Il aura donc un petit carnet d'objets délivrés et, à chaque fin de mois. il prendra le soin de réclamer ceux des ces objets qui n'auraient point été rendus par les malades et qui ne serviraient plus.

III. *Lettres officielles.* — Le gradé, avons-nous dit, abrège et simplifie le travail du médecin. Il doit donc savoir préparer une lettre officielle.

Avant donc de donner au médecin une feuille pour écrire, il prépare les détails de la façon suivante :

Cambrai, le 10 octobre 1902.

1er Corps d'armée.

1re Division d'infanterie.

2e Brigade d'infanterie.

1er Régiment d'infanterie.

Le Médecin-major de 1re classe,
Pierre, du 1er Régiment d'infanterie,
à Monsieur le Médecin Inspecteur Di-
recteur du service de santé, à Lille.

Objet :
Au sujet de la fièvre
typhoïde.

J'ai l'honneur

L'enveloppe se fait de la façon suivante :

N. de F.   S. M.

Monsieur le Médecin Inspecteur

Directeur du Service de santé du 1er Corps d'armée,

à Lille.

Le Médecin-major de 1re classe du 1er Rég. d'infanterie Pierre. (1)

IV. *Matériel de l'infirmerie.* — L'infirmerie possède du matériel fourni par le génie, par le corps, par les lits militaires, par le service de santé, et enfin du matériel acheté sur la masse d'infirmerie.

Le matériel du service du génie comprend les appareils de chauffage, le fourneau de la tisanerie, les chaises, les tables, les bancs, les planches à bagages, les armoires étagères. Lorsque ce matériel aura besoin de réparation, il y aura lieu d'établir un bon de réparation à adresser au service du caser-

(1) A mettre en travers dans le coin de l'enveloppe.

nement. Nous verrons plus loin comment se font ces bons.

Le matériel du corps comprend des objets fabriqués par les ouvriers du corps.

Le matériel des lits militaires relève du service du casernement. Il doit être visité au moins une fois par mois, dit le Règlement sur le service intérieur des corps de troupes (art. 72). Cette visite est importante, car les malades méritent tout particulièrement d'être bien couchés, et les fournitures souillées doivent être remplacées. Un bulletin adressé au sous-intendant militaire après chaque visite indiquera les remplacements à effectuer.

Le matériel fourni par le service de santé provient des hôpitaux militaires. Il existe une instruction du 13 août 1899 qui détail le matériel dont peut se munir une infirmerie. Nous reviendrons plus tard sur l'établissement pratique des demandes à faire à certaines époques de l'année (voir l'article 76 du Règlement sur le service de santé à l'intérieur). Sachons seulement que les demandes se font sur des imprimés du modèle n° 18.

Elles se font en double expédition. L'une de ces demandes comprend le matériel pur et les objets de pansement, l'autre les médicaments et les accessoires de pharmacie. Voyez l'instruction du 13 août 1899, vous constaterez que chaque objet, chaque médicament possède un double numéro. Le premier numéro est celui de l'unité sommaire, le second celui de l'unité détaillée. Les demandes comprendront deux feuilles, l'une allant du numéro 1 de la nomenclature sommaire au numéro 62 inclus et de 74 à l'article « ligroïne » inclus. Cette feuille sera établie pour le matériel et les objets de pansement. La deuxième partira du numéro 66 et s'arrêtera à 73 inclusivement. Ce sera pour les médicaments et accessoires de pharmacie.

Enfin il existe le matériel acheté par la masse d'alimentation de l'infirmerie. Nous nous étendrons sur la masse de l'infirmerie lorsque nous parlerons des registres. La notice n° 33 permettra de voir le matériel que peut acheter la masse.

Un dernier conseil très important au sujet de ce matériel de l'infirmerie : les objets en compte de l'infirmerie peuvent être inventoriés à l'improviste par un contrôleur de l'armée ou par toute autre autorité militaire. Le gradé se persuadera donc combien il est important d'avoir toujours son matériel *absolument* au complet. Certains objets peuvent être brisés, détériorés, inutilisables. Le devoir du gradé est de rendre compte au chef de service de tout accident ou de toute détérioration dans ce matériel, et il doit rendre compte le plus tôt possible de tout dégât. Combien n'est-ce pas désagréable, lorsqu'au moment d'utiliser un objet quelconque, le médecin apprend qu'il est brisé.

De plus, ce dernier a le devoir de rendre compte au conseil d'administration du corps de troupe des dégradations qui se produisent (article 70 du Règlement).

Si la réparation de l'objet est possible, elle sera exécutée par le corps ou par le service compétent (génie, service de santé).

Si l'objet est brisé et inutilisable, il faut éviter de jeter les débris, qui servent de preuves à l'appui de la demande de réforme de ces objets. Tout le matériel inutilisable sera donc réuni en une place déterminée de l'infirmerie. L'établissement pratique de l'état de réforme sera indiqué dans la suite.

V. *Matériel de réserve de guerre.* — Ce matériel est géré d'après le titre V du Règlement sur le service de santé et la notice nº 34.

Le gradé se souviendra qu'il ne doit jamais toucher à ce matériel sans avis du médecin, Il n'y prendra jamais aucun objet de pansement, par exemple dans les musettes qui sont faciles à ouvrir.

Si le gradé a reçu l'ordre de procéder à l'entretien de ce matériel de réserve, il consultera la notice nº 34 et apprendra de la sorte à empêcher toute détérioration.

VI. *Chauffage de l'infirmerie.* — (Règlement du 15 janvier 1890). Le combustible est fourni sur la proposition de bons qui sont établis par le médecin et remis à la commission des ordinaires. Ces bons sont enregistrés sur « le carnet d'enregistrement des bons » que possède toute infirmerie.

Les besoins ordinaires de l'infirmerie sont assurés à l'aide d'une ration fixe annuelle prévue.

Ces besoins ordinaires comprennent le chauffage des locaux, des bains, de la préparation des tisanes. Les bains par immersion ou aspersion sont administrés en dehors de l'infirmerie.

VII. *Eclairage.*— La masse de chauffage et d'éclairage assure l'éclairage des abords de l'infirmerie, ainsi que les corridors.

La masse d'infirmerie fournit l'éclairage des salles de visite et de malades.

VIII. — *Masse d'alimentation.* — (Règlement sur le service de santé article 83.)

La lecture de cet article 83 donnera au gradé une idée de la formation de la masse d'infirmerie.

Il se rappellera que les dépenses à faire au compte de cette masse, sont contenues dans la notice n° 33 du Règlement sur le service de santé.

Les différentes indemnités que doit toucher l'infirmerie sont les suivantes :

1° Chiffre fixe comprenant la partie de la solde journalière versée à l'ordinaire de 0.22 à 0.23.

2_0 Chiffre variable.

a) Indemnité de viande de 0.20 à 0.35.

b) Indemnité de vivres de 0.19 à 0.25.

3° Chiffre éventuel, par exemple l'indemnité de liquides et l'indemnité d'amélioration à l'ordinaire ; ou encore l'indemnité prescripte pour une fête ou une solennité.

Les indemnités varient. Il est bon que le gradé surveille les variations pour éviter de nombreuses erreurs. Leur taux est indiqué à temps voulu par le chef de corps dans son rapport journalier.

IX. *Lecture du rapport journalier.* — Le gradé de l'infirmerie veut trop souvent se tenir à l'écart du mouvement et du travail général du corps de troupe. Il feint d'ignorer que le chef de corps fait chaque jour un rapport et le dicte à ses subordonnés.

Ce rapport doit être copié par le gradé d'infirmerie aussitôt après son apparition. Il y rencontrera souvent à glaner des ordres directs ou indirects adressés au médecin et sans attendre aucun autre avis, il préparera l'exécution de ces ordres. Il n'attendra pas, par exemple, si une revue de literie est prescrite par le colonel, il n'attendra pas l'ordre du médecin pour se reporter à son agenda et noter à tel jour cette revue à préparer.

Il lira, je suppose, ces ordres : « Demain, 22 août, à 8 heures du matin, le général de brigade visitera le casernement de tel corps ; le médecin major assistera à cette visite; tenue du matin ».

Après cette lecture, il inscrira sur son agenda, à la date du 22 août : « Rappeler visite casernement, 8 heures du matin ». Et de fait le 22 août, lorsque le médecin arrivera, il lui rappellera cet emploi du temps.

Le cahier de rapports copiés sera utile si besoin est plus tard de retrouver un ordre antérieur. Il aura également son utilité pour un médecin intérimaire qui devra se mettre au courant des ordres journaliers immédiatement antérieurs.

N'oublions donc pas de consulter chaque jour le rapport du chef de corps et d'en prendre copie.

X. *Demandes d'imprimés.* — L'infirmerie se fournit des registres et imprimés nécessaires à différentes sources (article 84 du Règlement sur service de santé).

En règle générale, les demandes d'imprimés sont faites par semestre, au début de chaque semestre, pour permettre au service compétent de faire lui-même ses demandes à temps voulu.

Les registres sont de modèles numérotés :

N° 20. — Registre d'incorporation.
N° 21. — Registre malades à la chambre.
N° 22. — Registre malades à l'infirmerie et à l'hôpital.
N° 24. — Registre des catégories.

Les imprimés sont les suivants :

7. — Compte rendu mensuels.
8. — Certificat de visite.

9. — Certificat d'origine de blessure.
10. — Rapport journalier.
11. — Mouvement de malades (Etat décadaire).
12. — Bulletin de mutation.
16. — Bon de bandages, etc.
18. — Demande de médicaments.
19. — Etat de réforme.
44. — Billet d'hôpital.
71. — Bordereau des eaux minérales.

Les demandes sont donc adressées pour certains regis-tres et imprimés (voir article 84 du Règlement service de santé) au trésorier du corps et pour d'autres au sous-inten-dant militaire (imprimés de la guerre).

XI. *Signature des registres d'infirmerie.* — Tous les mois, le gradé fera signer par le lieutenant-colonel, le re-gistre d'alimentation, les registres des malades à l'infirmerie et à l'hôpital, le registre des malades à la chambre.

XII. *Classement des circulaires et de la correspondance.* — Le classement des circulaires est de toute importance dans une infirmerie pour permettre les recherches faciles.

Elles seront divisées en catégories suivant qu'il s'agira de circulaires ministérielles, ou de circulaires venant de la direction du service de santé.

La correspondance pure fera l'objet d'une autre classifi-cation.

A la fin de chaque groupe annuel de circulaires, il y aura une table au répertoire, permettant de retrouver rapide-ment les instructions cherchées.

S'agit-il d'une réponse à une lettre écrite par le médecin ? il y aura lieu dès lors d'écrire au crayon sur cette réponse : « réponse à la lettre n° X du registre de correspondance ».

Et toutes ces enveloppes contenant circulaires et lettres seront placées dans un coin de la bibliothèque bien séparées, bien isolées, bien en vue.

Une circulaire peut apporter des modifications au Règle-ment ou à une circulaire antérieure.

En ce cas, une indication à l'encre rouge sur le Règlement rappellera cette modification ; une indication « abrogée » sur la circulaire antérieure évitera une perte de temps à des chercheurs futurs.

Pour nous résumer, une circulaire paraît, le gradé y voit ces mots : « La circulaire du X avril est abrogée », ou bien : « Par modification à l'article 22 du Règlement sur le service de santé, etc. », il ne se contentera pas de classer cette circulaire, mais il rectifiera et le règlement et l'ancienne circulaire...

Tels sont les conseils généraux qui sont la base de la comptabilité de l'infirmerie. Voyons maintenant l'établissement pratique des pièces et registres de l'infirmerie.

IV. — Pièces courantes de la comptabilité
de l'Infirmerie.

Etudions maintenant la façon d'établir pratiquement les pièces courantes de l'Infirmerie.

Nous avons vu que certains services mettaient à notre disposition des imprimés spéciaux.

I. *Rapport journalier* (modèle n° 10). — L'article 79 du Règlement sur le service intérieur prescrit l'établissement quotidien d'un rapport à fournir au chef de corps.

L'examen de l'imprimé montrera qu'il est très simple de le remplir.

Les pancartes de l'Infirmerie donneront les chiffres d'hommes à l'hôpital et à l'Infirmerie ; le cahier de visite de l'Infirmerie donnera les chiffres des indisponibles à la chambre.

Un mot en passant sur les dénominations : *Fiévreux, Blessés, Vénériens.*

Les fiévreux comprennent non seulement ceux qui ont de la fièvre, mais tous ceux qui ont une maladie intérieure, une affection que les yeux ne peuvent voir. Exemple : prenez l'instruction du 6 mars 1901 sur la statistique médicale. Lisez la première section des maladies. Toutes les maladies de cette section sont classées parmi les Fiévreux, sauf les n°s 35 et 36 qui se présentent sous une forme parfaitement visible. Et pourtant un certain nombre ne donnent pas de fièvre, par exemple la faiblesse de constitution, l'alcoolisme chronique, etc.

Les blessés comprendront non pas seulement les malades

2.

victimes d'un accident, mais ceux qui sont atteints d'une maladie locale, le plus souvent visible. Exemple : dans la 2° section, nous comprendrons parmi les blessés le n° 46, *zona*, qui est une maladie locale.

Les vénériens comprennent seulement la 11ᵉ section.

Il sera prudent, de la part du gradé, de demander fréquemment au médecin des renseignements sur la façon de classer ces malades.

La colonne « Mutations », à droite du Rapport journalier comprendra les entrants et les sortants, sans oublier que les malades entrent à la date du jour même et que les sortants sortent à la date du lendemain.

Il est bon de disposer cette colonne de la façon suivante pour permettre au lecteur de voir en un clin d'œil la situation sanitaire :

Hôpital :   Entrants :
              Sortants :

Infirmerie : Entrants :
               Sortants :

Si aucune mutation n'a lieu, mettre *néant* en face de chaque indication d'entrant ou de sortant.

Le rapport journalier porte certains autres renseignements qui doivent être fournis régulièrement. Le gradé notera sur l'agenda que deux fois par semaine le médecin doit rendre compte de l'état des malades à l'hôpital (article 70 du Service intérieur des corps de troupe). Le rapport sera soumis à la signature du médecin après la visite. Il y aura lieu de rappeler à ce dernier les demandes ou observations qui pourraient être inscrites sur l'agenda et, pour ce faire, consulter toujours l'agenda avant de faire porter ce rapport au colonel.

Certains chiffres doivent être conservés pour le rapport du lendemain : ce sont les restants à l'infirmerie et à l'hôpital. Un bon moyen consiste à copier immédiatement sur le rapport du lendemain les restants du rapport du jour même.

Il est bon également de prendre note sur un cahier spécial des demandes et observations de chaque feuille de rapport.

La copie intégrale de ces observations peut être faite sur un copie de lettres commercial, si l'infirmerie possède un copie de lettres. Ce moyen n'est pas réglementaire. Il est néanmoins très commode, épargne du temps, et donne une copie parfaite de la pièce envoyée. Un répertoire permet, en fin de copie de lettres, de trouver rapidement une note anciennement envoyée. L'outillage de la presse n'est point utile. Un simple pression du corps donne des copies irréprochables.

Telle est la façon de faire le rapport de tous les jours.

II. *Etat décadaire.* — L'état décadaire est produit les 1er, 11 et 21 de chaque mois, sauf en temps d'épidémie, où il est fourni les 1er, 6, 11, 16, 21, 26 de chaque mois.

L'état décadaire est du modèle 11.

Nous verrons, dans la tenue du registre d'infirmerie-hôpital, comment il est facile d'éviter les recherches et les erreurs pour l'établissement de cet état.

L'indication du nombre des malades à la chambre est portée dans le registre des malades à la chambre.

Les restants à la date du début de la décade sont donnés par la copie du précédent état décadaire ou par la copie du copie de lettres, les entrants et les sortants par le registre d'infirmerie-hôpital.

Les colonnes 1 et 8 en partant de la gauche de l'état doivent, additionnées, donner le total des colonnes 3, 4, 5 et 6.

L'envoi de l'état est accompagné d'un reçu sur lequel il est bon de rappeler que l'effectif moyen doit être mis en tête de l'état décadaire par les soins du trésorier du corps.

Pour permettre au médecin de mettre son avis sur la situation sanitaire. le gradé fera un relevé général par groupe de malades entrants pour la même maladie. Il mettra par exemple :

Hôpital :

Bronchite, 12 entrées.

Fièvre typhoïde, 3 entrées.

Fractures de jambe, 2 entrées.

Ce moyen évitera au médecin de recourir au registre infirmerie-hôpital pour avoir ces renseignements.

III. *Compte rendu mensuel*. — Le compte rendu mensuel est défini par sa dénomination. Le gradé lira les articles 2, 3, 4 et 5 de l'Instruction du 6 mars 1901 pour avoir une idée générale de ce compte rendu.

Le modèle imprimé est le modèle n° 1.

Le paragraphe 2 de l'article 2 est important à lire et à comprendre. Le compte rendu ne comprend absolument que les militaires du corps faisant partie de l'armée active.

Nous trouvons sur la première page de l'imprimé un certain nombre d'indications à remplir. Les unes sont simples et n'exigent aucune explication. D'autres, comme les moyennes, demandent que le gradé lise attentivement la note imprimée sur cette première page.

Les nombres de journées de malades à la chambre sont donnés par le registre des malades à la chambre.

Etudions maintenant les pages 2 et 3.

La première colonne indique les numéros de la nomenclature n° 1. L'instruction du 6 mars 1901 donne, nous l'avons vu, deux classements de maladies sous certains numéros. L'un de ces classements est plus détaillé que l'autre. C'est le classement de la nomenclature n° 1 (p. 16). Il sert à classer les maladies du compte rendu mensuel. Les maladies doivent être signalées dans l'ordre de cette nomenclature.

Nous prendrons le registre infirmerie-hôpital, nous relèverons les entrées à l'infirmerie et à l'hôpital, nous mettrons en face de chaque maladie le numéro correspondant de la nomenclature n° 1. Il ne faut point oublier de mettre à leur place de nomenclature les restants du mois précédent.

Lorsque ce classement sera fait, il sera simple de compter le nombre de malades atteints de telle maladie entrés dans le mois et le nombre de malades sortis.

La vérification se fera en additionnant les colonnes 3 et 4, dont la somme égale celle des colonnes 5, 6, 7 et 8, pour l'infirmerie, et 5, 6 7, 8 et 9 pour l'hôpital.

Le rapport est établi par le médecin.

Le gradé notera à part les retraites, réformes, décès, du mois, qui doivent être indiqués dans le rapport du compte-rendu (article 4, instruction du 6 mars 1901).

Le double de ce compte rendu mensuel doit exister à l'infirmerie ; si le copie de lettre existe, il sera simple de le relever intégralement ; s'il n'existe pas, il faudra en faire une copie que l'on classera dans une chemise spéciale.

L'envoi de cette pièce sera notée, ainsi que l'envoi de l'état décadaire sur le registre de correspondance avec un numéro d'ordre.

IV. *Billet d'entrée à l'hôpital.* — Lorsque le médecin prononce une entrée à l'hôpital, il signe un billet pour permettre l'admission du malade. Ce billet est du modèle 44, (page 203 du Règlement sur service de santé).

Le gradé préparera donc ce billet en inscrivant le nom, le matricule, le corps de l'homme ou de l'officier. Il n'oubliera pas que l'on ne dénomme pas un militaire par ces mots : le sieur..., mais par le cavalier..., l'artilleur..., le sapeur..., le fantassin... Lorsque ce billet est rempli par le médecin, en ce qui concerne le diagnostic, il transcrit *exactement* le diagnostic sur le registre d'hôpital. Il date le billet.

Parfois, le malade doit entrer d'urgence à l'hôpital. En ce cas, il préparera avant le billet modèle 44. le billet *d'urgence.* Ce dernier ne comporte pas, comme le modèle 44, trois parties distinctes. Il ne porte que le diagnostic d'entrée du malade ainsi que son immatriculisation. Il permet l'admission immédiate du malade à l'hôpital. Mais, en plus de ce billet, il faut un modèle 44 qui est envoyé à l'unité pour que la partie réservée au chef d'unité soit signée et remplie par ce dernier.

En résumé, les malades peuvent être envoyés à l'hôpital soit d'urgence, soit à la date du lendemain. S'ils sont envoyés d'urgence, la journée de l'homme est payée à l'unité et à l'hôpital. S'ils sont envoyés à la date du lendemain, il n'est besoin que d'un seul billet (modèle 44), alors que dans le premier cas, il faut un billet d'urgence et un modèle 44.

Dans ce cas encore, il est important de constater si l'unité a bien reçu le billet modèle 44. Un reçu signé ne sera point superflu.

Il y aura lieu d'attacher son attention à la date d'entrée des billets si l'homme entre à la date du lendemain.

La partie gauche du billet revient de l'hôpital à l'infirmerie à la sortie du malade. La petite case qui est au bas de la page contiendra la date de sortie et le diagnostic définitif de la sortie. Parfois, elle contient un numéro de la nomenclature dont nous avons parlé à propos du compte rendu mensuel.

Le billet d'hôpital contient des renseignements qui seront utiles plus tard, conservons le soigneusement.

V. *Rapport sur une entrée à l'hôpital.* — Les entrées d'urgence pour accident sont annoncées immédiatement au chef de corps par un rapport du médecin. Le gradé préparera donc pour ces cas d'urgence feuille et enveloppe nécessaires.

VI. *Bons.* — L'infirmerie possède un carnet à souche d'enregistrement des bons acheté aux frais du médecin.

Nous avons à inscrire sur ce carnet les objets donnés aux hommes dans les conditions de l'article 56 du Règlement sur service de santé.

Lorsqu'un homme a besoin de lunettes, de bandage herniaire, etc., le médecin lui établit un bon *en double expédition* (modèle 16). La liste des objets nécessitant l'établissement de bons est donnée par la notice n° 10.

VII. *Mémoires et quittances.* — Lorsque le médecin a reçu du directeur du service de santé l'autorisation d'acheter certains médicaments, au compte du service de santé, dans une pharmacie de la garnison, il y a lieu d'établir sur un imprimé la liste de ces médicaments. L'imprimé est du modèle n° 3, si la somme dépasse 10 francs, du modèle n° 2, si la somme est inférieure à 10 francs. Dans la colonne observation, la note suivante sera écrite : Le médecin-chef de service certifie le présent mémoire ou la présente quittance s'élevant à la somme de X (notice n° 10, section 1re).

VIII. *Mutations de médecins.* — Les mutations sont produites par des changements définitifs ou temporaires dans le service médical du corps de troupe : par exemple un départ définitif, une permission.

Le Directeur du service de santé doit être renseigné sur le départ d'un médecin le jour même de ce départ. On emploie pour donner ce renseignement un modèle n° 12 qui contient les noms du médecin, le grade, et la cause de la mutation.

IX. *Etat de réforme.* — Chaque mois la commission dite de réforme se réunit. La date de cette réunion est notée lorsque le rapport la donne. L'état des hommes à proposer est préparée pour une date également déterminée. Cet état comprend quatre pages.

La 1re page est ainsi qu'il suit :

Division d'occupation
de Tunisie.
—

Place de Bizerte.
—

Modèle n° 2 *bis.*
(Instruction du
6 nov. 1875.)

3e Rég. de Tirailleurs algériens

ETAT *nominatif des hommes présentés devant la Commission de Réforme de l'hôpital militaire de Bizerte.*

Séance du 6 juillet 1903.

LA DEUXIÈME

Classe de recrutement	Classe de mobilisation	N° au registre ou à la liste matricule	N° au répertoire du corps	Noms et prénoms	Grade	Subdivision à laquelle l'homme appartient	Position sous le rapport du recrutement

A Bizerte, 1er juillet 1903.

Le Chef du service,

LA TROISIÈME

Services accomplis par les hommes de l'armée active	Motifs de la présentation devant la Commission de réforme	Décision de la Commission

A Bizerte, le 6 juillet 1903.
Le Général commandant la subdivision,

Un certificat de visite (modèle n° 9) accompagne cet état ; on établit un certificat pour chaque homme présenté.

X. *Carnet de modèles.* — En dehors des modèles d'état réglementaire, dont nous avons donné la liste, il existe souvent pour chaque corps d'armée un certain nombre de modèles qui ne sont pas réglementaires. Ces modèles sont indiqués dans des circulaires, dans des rapports. Pour permettre une recherche facile, il sera bon de tenir un carnet de modèles spéciaux, auquel on se reportera à l'occasion.

XI. — *Réforme du matériel de l'infirmerie.* — Art. 78 du Règlement).
L'état à préparer est du modèle n° 19.
On se rappellera que le moyen de remplacer les objets réformés est de les comprendre sur la demande de médicaments de mai et de novembre seulement.

XII. *Statistique annuelle.* — Au début de chaque année, il y a lieu de préparer la statistique annuelle de l'année écoulée. La lecture de l'instruction du 6 mars 1901, permettra de se rendre compte de la façon d'établir ce gros travail.
Le gradé lira avec soin l'article 6, l'article 7 et l'article 8 pour ne pas comprendre dans la statistique des hommes qui

n'en font point partie. Il remarquera que les maladies sont classées d'après la nomenclature n° 2, alors que dans le compte rendu mensuel elles sont classées d'après la nomenclature n° 1.

Il abrégera considérablement la besogne du médecin en employant le moyen suivant durant toute l'année. Il prendra un cahier de papier quadrillé dont il divisera les pages verticalement en 13 colonnes. La première colonne, plus large que les autres colonnes, sera destinée à recevoir les noms et numéros des maladies de la nomenclature n° 2, environ cinq maladies par page. Les 12 autres colonnes seront destinées aux douze mois de l'année. A la sortie de chaque malade non compris dans les exclus de l'article 7 ou de l'article 9 de l'instruction, c'est-à-dire non subsistant, non réserviste, non territorial, etc., le gradé inscrira dans une colonne du quadrillage le nombre de journées de traitement précédé du signe + ou — suivant que le malade aura plus ou moins d'un an de service de telle sorte que le 31 décembre au soir, il n'y a lieu que de faire des additions pour avoir le nombre de journées de traitement par maladies et de compter le nombre d'entrées qui correspondra aux colonnes du quadrillage occupées.

Les fautes à éviter se résument de la façon suivante :

Etat III. Infirmerie.

Ne pas comprendre les malades entrés de l'infirmerie à l'hôpital, ni comme entrée ni comme journées de traitement (article 9).

Noter les récidives dans les colonnes observations (article 8).

Etat IV. Hôpital.

Noter les établissements où ont été soignés les malades, s'ils sont dans un hôpital étranger au corps d'armée.

Pour les deux états III et IV, éviter de comprendre les malades de détachements situés en dehors du corps d'armée, les subsistants d'autres corps soignés à l'infirmerie par exemple, les réservistes, les territoriaux qui ont un état à part.

Veiller enfin à porter les numéros de la nomenclature n° 1, pour les états V et VI.

XIII. *Etat ménsuel à adresser à un chef de service par un médecin de détachement.* — Les détachements doivent renseigner la portion centrale sur les malades de ce détachement de façon à permettre au médecin chef de service de la portion centrale de porter sur le registre d'incorporation, dont nous parlerons plus loin, les renseignements intéressant chaque homme. Cet état n'est que la copie des registres d'infirmerie et d'hôpital, des registres de malades à la chambre, du registre des catégories, du carnet d'enregistrement de bons.

Ne pas oublier de donner également les renseignements concernant les certificats d'origine de blessure qui doivent être portés sur le registre d'incorporation.

XIV. *Demande de médicaments et de matériel.* — L'article 76 du règlement sur le service de santé prescrit l'établissement de demandes du 15 au 20 du deuxième mois de chaque trimestre. Le 15 février, le 15 mai, le 15 août, le 15 novembre, il y aura donc lieu de noter sur l'agenda à titre de souvenir : « Demande de médicaments. »

Le modèle employé est du numéro 18.

Pour l'établissement de ces demandes, le gradé se souviendra que les objets depuis le n° 1 de la nomenclature sommaire (instruction du 13 août 1899) jusqu'au n° 62 inclus, sont portés sur la même feuille que les numéros de la nomenclature sommaire depuis 74 jusqu'à l'article « Ligroïne » inclus.

Les médicaments et accessoires de 66-3 à 73-25 seront portés sur une autre feuille.

Sur la première feuille on inscrira « demande de quantité de matériel et objets de pansement », sur l'autre « demande de médicaments et accessoires de pharmacie ».

Toutes les colonnes de l'imprimé doivent être soigneusement remplies. Il suffira de lire l'indication pour ne point oublier un seul détail. Dans les colonnes « quantités » le total de la quantité existante plus la quantité demandée doit être le chiffre inscrit dans la colonne « nécessaire ».

L'instruction du 13 août 1899 doit être lue consciencieusement pour l'établissement de ces demandes : un point important à noter est celui du chiffre des médicaments demandés. Reportons-nous à l'instruction et nous verrons que le choix des quantités de médicaments demandés devra être fait entre les quatre colonnes des quantités fixes. Ex : on ne pourra pas demander par exemple 650 grammes d'alcoolé de camphre concentré, mais 400 ou 800 grammes.

Certains objets sont pourvus de la lettre A. Ce sont les médicaments ou le matériel que l'on peut acheter sur place, par exemple l'ammoniaque ou le thermomètre pour les bains. Pour renseigner sur le prix demandé de ces objets, une colonne est réservée qui doit porter le prix exact pour tout objet ou médicaments suivi de la lettre A.

Les colonnes 9 et 10 sont remplies par la Direction du service de santé.

La colonne « observations » contiendra les renseignements au sujet des variétés d'objets demandés ; par exemple les numéros des bougies en gomme, la forme des aiguilles à suture nécessaires, etc., etc.

Pour faire rapidement une demande de médicament, il faut se rendre un compte également rapide des médicaments restants de l'infirmerie. Il est indispensable d'avoir toujours une réserve de médicaments, mais ce serait une maladresse que d'en avoir trop, d'abord parce qu'ils peuvent se détériorer, ensuite parce qu'ils sont un encombrement inutile. Eh ! bien pour se rendre un compte rapide de l'état de la pharmacie, il est nécessaire que tous les flacons soient tarés, c'est-à-dire que sur l'étiquette se trouve le poids exact du flacon. Je suppose rencontrer un flacon d'iodoforme, dont le poids est de 50 grammes ; je pèse ce flacon et son contenu. Le résultat est : 75 grammes. Je sais immédiatement qu'il me reste 25 grammes de poudre d'iodoforme.

Le gradé, à ses moments perdus, devra donc tarer ses flacons, pour permettre au chef de service de faire rapidement son inventaire.

L'instruction prescrit également un contenant spécial pour chaque médicament. Le gradé veillera à ce que l'article V soit appliqué. Il aura à surveiller cette consigne à l'arrivée de nouveaux médicaments qui ne sont pas toujours envoyés dans les flacons prescrits par l'instruction.

Les récipients doivent *toujours* être étiquetés s'ils contiennent un médicament. Les étiquettes blanches seront réservées aux médicaments pour usage interne, c'est-à-dire aux drogues qui s'absorbent. Les étiquettes rouges indiqueront les médicaments pour l'usage externe.

Les poisons sont mis à part dans une armoire spéciale dont le médecin a la clef. L'étiquettage spécial de ces poisons est indiqué par l'instruction du 13 août 1899. Il est d'ailleurs fait en présence du médecin.

Les flacons de l'infirmerie ont une désignation qui sera connue par une pratique de quelques minutes.

Une recommandation essentielle : ne pas tolérer, pour quelque usage que ce soit, une bouteille à vin ou une bouteille d'eaux minérales dans l'infirmerie. (Article VI de l'instruction précitée.)

Enfin, lorsque les deux demandes de matériel ou de médicaments sont faites, il est bon de les collationner pour éviter les erreurs. L'épreuve consiste à faire lire une des demandes pendant que soi-même l'on suit sur l'autre demande.

Nota : Rappeler en envoyant les demandes à la signature du chef de corps qu'il faut ajouter l'effectif moyen en tête.

XV. *Cahier de visite de l'infirmerie (modèle 14, article 48 du Règlement).* — Lisez l'article 48 du Règlement, et vous aurez une idée très nette de la tenue de ce cahier.

Vous remarquez que deux cahiers sont tenus simultanément. Le gradé prend pour la visite le cahier du jour et donne l'autre au médecin.

Les boissons et aliments doivent correspondre exactement avec les quantités du cahier d'alimentation.

La tenue de ce cahier ne présente aucune difficulté. L'agenda rappellera aux derniers jours du mois la préparation du cahier pour le mois suivant.

V. — Registres de l'infirmerie régimentaire

Tous les renseignements utiles aux pièces précédentes sont donnés par les registres de l'infirmerie régimentaire. Ces registres sont la base de toute bonne comptabilité, et le gradé apportera a leur confection tous ses soins au point de vue de la clarté et de l'exactitude.

La notice nº 10 (section Iʳᵉ) nous donne la liste de ces registres.

1. *Registre médical de casernement.* — Ouvrez ce registre et vous aurez toutes les indications nécessaires pour le tenir.

Vous noterez que chaque année la copie des additions à ce registre est envoyée en double expédition au mois de juin à la Direction du service de santé.

Vous noterez également qu'à chaque mutation définitive des médecins du corps il y aura lieu de signaler l'arrivée du nouveau et le départ de l'ancien médecin.

Le gradé n'aura lieu de s'occuper du registre de casernenement que d'après les indications du médecin ; son rôle se borne en l'occurrence à tenir la 3ᶜ partie au courant (mutation de médecins) et à rappeler sur l'agenda la date d'envoi des extraits de ce registre. (Circulaire du 27 avril 1901. B. O. P. R., p. 587.)

2. *Registre médical d'incorporation.* — La tenue du registre d'incorporation est très simple. Elle consiste à remplir toutes les cases aussitôt que l'homme est incorporé. L'état civil de l'homme sera copié sur les livrets, de façon à ne pas

commettre d'erreurs grossières ou de fautes dans l'orthographe.

Mais si la tenue est simple au moment de l'incorporation, il n'en reste pas moins vrai que trop souvent le gradé oublie que ce registre est la base de toute la comptabilité. C'est le Grand Livre de l'Infirmerie. Aucun incident ne se produit au sujet d'un homme, incident motivant une entrée à l'hôpital ou à l'infirmerie, une sortie, aucun objet médical n'est délivré, aucun certificat n'est accordé, sans que l'inscription de ce fait nouveau ne soit faite sur ce registre. Le gradé, réfléchissant aux registres qu'il doit compléter dans un cas quelconque, pensera toujours en première ligne au registre d'incorporation. L'histoire médicale de chaque homme est au complet sur ce registre, et si plus tard une demande de l'ancien militaire a besoin de détails ou de renseignements sur un accident, c'est au registre d'incorporation que l'on demandera ces éclaircissements. N'oublions pas non plus de noter le mode de radiation de chaque homme. Le gradé se persuadera donc de l'importance considérable de ce registre, et, lorsqu'il aura à fournir un extrait de ce registre, il veillera à ce que l'extrait soit absolument complet et conforme au registre.

Ces extraits de registre d'incorporation sont produits par application du quatrième alinéa de l'article 38 du Règlement sur service de santé, pour tout homme passant dans un autre corps.

Le modèle de ces extraits est le squelette même du registre d'incorporation.

III. *Registres des malades à la chambre.* — Le registre de malades à la chambre comprend les militaires exempts de *tout* service, pendant 24 heures au minimum. Il serait superflu de décrire la façon de noter les indications de ce registre.

Le gradé se souviendra qu'il est important de compter exactement le nombre de journées de maladies, à la guérison du malade, de façon à s'éviter à la fin du mois un travail long et fastidieux. Ici encore, comme toujours, la tenue complète des registres demande quelques minutes, si l'on tient cette comptabilité chaque jour ; elle demande des heures si l'on accumule le travail en fin de mois et parfois même, pour ne pas dire toujours, cette dernière façon d'opérer fait commettre des erreurs.

IV. *Registre. Infirmerie. Hôpital.* — La page de gauche est réservée à l'infirmerie, celle de droite à l'hôpital.

Les noms des entrants sont tous à gauche, mais les numéros d'ordre sont différents pour l'infirmerie et l'hôpital. Ceux de l'hôpital sont portés dans la première colonne de la page droite

Aucune colonne ne doit rester vide : si le gradé n'a pas tous les renseignements, il les fera prendre immédiatement.

Pour les hommes entrants à l'hôpital, une bonne mesure consiste à tracer en face du nom sur la page infirmerie, à partir de la neuvième colonne, un trait noir pour permettre les vérifications rapides des restants. Si l'homme entre de l'infirmerie à l'hôpital, un trait noir en regard du nom sur la ligne de la colonne « guérison » de la page infirmerie permettra la même vérification. C'est qu'en effet, lorsque l'on compte les restants, on suit toujours la colonne des sorties par guérison.

Lorsque les renseignements demandés par le registre sont au complet, nous conseillons au gradé d'avoir recours au moyen suivant, qui lui évitera plus tard beaucoup de travail. Il cherchera sur l'instruction, pour l'établissement de la statistique médicale, le nom de la maladie (ce qui évitera d'abord de nombreuses fautes d'orthographe). Il verra à quel numéro de la nomenclature n° 1 correspond cette maladie. Il notera au crayon, en face et à côté de la maladie, le numéro qu'il fera suivre d'une des trois lettres, F. B. ou V. (fiévreux, blessés, vénériens).

Cette façon de faire permettra de vérifier en un clin d'œil les restants de chaque catégorie.

Lorsqu'un hospitalisé sortira, l'unité fera parvenir le billet d'hôpital, sur lequel se trouveront (nous l'avons vu), la date de sortie, le diagnostic définitif, et le numéro de la nomenclature n° 1.

Tous ces renseignements trouvent leur place dans la page « hôpital. »

3.

La colonne « observations » trop souvent omise doit contenir les renseignements qu'elle demande dans le nota imprimé au haut de la page.

V. *Registre des catégories*. — Le registre des catégories est destiné à classer certaines indications qui sont :

1º Les varioleux ;
2º Les congés de convalescence ;
3º Les envois aux eaux minérales ou bains de mer ;
4º Les sorties définitives pour cause de maladie ;
5º Les décès.

Sa tenue est très simple il suffit de se rappeler qu'il existe.

VI. *Registre des médicaments et objets de pansement de consommation courante*. — Ce registre contient à la première page une instruction que le gradé lira avec attention. Toutes les quantités de médicaments au poids sont au kilog. Par exemple 4 grammes de morphine se noteront 0,004.

La concordance sera parfaite entre ce registre et la facture de livraison des médicaments.

La vérification des quantités sera simple puisqu'il suffira d'ajouter les quantités des 3ᵉ et 4ᵉ colonnes de chaque trimestre. Cette somme doit être égale à la quantité de la 2ᵉ colonne.

VII. *Carnet inventaire permanent du matériel*. — L'instruction pour la tenue de ce carnet est en tête du carnet.

Lorsque les factures de livraison de matériel sont envoyées à l'infirmerie il suffit de les relever exactement sur ce carnet-inventaire dans les colonnes correspondantes.

La désignation des mouvements comprend les entrées en compte, les sorties par réforme. L'émargement se fait dans le cas d'entrée par le médecin, dans le cas de sortie ; par l'officier d'habillement.

En fin d'année le carnet est arrêté en toutes lettres.

Si un objet n'était pas porté sur ce carnet et entrait à l'infirmerie, le gradé le placera dans une case blanche sous ses deux numéros, si des numéros paraissaient erronnés, il se

reporterait à un fort volume que possèdent toutes les infir-
meries : « Nomenclature générale du service de santé ».

VIII. *Carnet auxiliaire des visites, manutentions et remplacements du materiel et des médicaments entrants dans la
composition des approvisionnements* (modèle 146 bis). — Le
matériel de mobilisation est géré d'après certaines dispositions contenues dans le titre V du Règlement sur le service
de santé et la notice n° 34.

Le résultat des visites faites deux fois par an est consigné
sur un registre acheté sur les frais de bureau du médecin.

Le gradé se rappellera que dans un cas de remplacement
de matériel ou de médicaments, la demande doit se faire en
triple expédition pour chaque catégorie, matériel ou médicament.

Exemple : je suppose que le médecin ait constaté l'évapo-
ration de chloroforme du matériel de réserve.

Le gradé devra établir une demande en triple expédition
de chloroforme, une deuxième en triple expédition de bouteille contenant ce chloroforme, une troisième et quatrième
demandes de versement du flacon et du chloroforme restant
en trois expéditions, enfin un procès-verbal comprenant le
tout.

Le carnet auxiliaire modèle 146 bis relate les visites et les
échanges ou remplacements. Il est divisé en deux parties
très simples à tenir puisqu'elles sont la copie du rapport du
médecin suivant chaque visite ou chaque manutention.

IX. *Registre d'alimentation.* — Le registre d'alimentation
possède en première page l'instruction pour la tenue de ce
registre.

Pour lui comme pour tous les registres de l'infanterie, le
major (le commandant major) le cotera et le parafera avant
d'être mis en service.

La première partie de ce registre comprend la situation
du matériel acheté ou confectionné sur les fonds de la masse
d'infirmerie (notice n° 33) ; par exemple les balais, les assiettes, les verres, etc. Le gradé d'infirmerie doit signer
cette situation comme le prescrit le paragraphe I de cette

instruction. Il y a lieu d'insister sur cette question. Je suppose, par exemple, que le dernier chiffre dans la colonne verre à boire soit 25 ; en face de ce chiffre le gradé a signé. De ces 25 verres à boire 7 sont cassés : le gradé signera au niveau du nouveau chiffre 18 ; de même qu'au niveau du nouveau chiffre 25 lorsque ces 7 verres auront été remplacés.

Lorsque le médecin change, le gradé signe à la reprise du service. Il signe également au 31 décembre et reporte sur le nouveau cahier d'alimentation les mêmes chiffres.

La dépense annuelle maxima d'entretien est spécifiée dans la notice n° 33 pour les assiettes et les verres a boire.

Le deuxième partie du registre est simple à tenir d'après les renseignements de l'instruction.

La troisième partie reçoit l'inscription des mutations, c'est-à-dire des entrées et des sorties des malades à l'infirmerie soumis au régime spécial. Il est bon de les inscrire par unité en divisant la partie réservée à cette mutation en autant de sections qu'il y a d'unités. Cette façon de faire éclaircit la comptabilité mais peut avoir des inconvénients si telle unité a des entrées plus considérables que telle autre. Pour éviter cette écueil, il est simple de mettre les entrants et les sortants aux hasards des entrées et des sorties ; en face du nom : Entre ou sort à telle date.

La quatrième partie est réservée aux recettes qui sont reçues les jours de prêt ; ces recettes sont inscrites par unité et totalisées. Il en est de même du nombre de journées.

Il est prudent de tenir toutes ces additions au crayon jusqu'à vérification des cahiers d'ordinaire des unités qui doivent coïncider *exactement* a un centime près avec les chiffres du registre d'alimentation.

La cinquième partie comprend les dépenses. Ces dépenses sont faites pour les prescriptions alimentaires du médecin et pour les différents objets compris dans la notice n° 33. L'émargement de la cantinière doit se faire au niveau du chiffre total des dépenses alimentaires, de même que l'émargement des autres dépenses doit se faire en face du chiffre dépensé.

Ce cahier d'alimentation doit être l'objet de tous les soins du gradé. Il fait foi en de nombreuses circonstances.

X. *Carnet à souche d'enregistrement des bons.* — Nous avons vu dans la question « Bon » à quoi servait ce carnet qui est simple à tenir puisqu'il n'est que la copie des bons envoyés. Ces bons sont compris dans la notice n° 10, article de la section première « bon à établir ».

XI. *Registre de correspondance.* — Nous avons parlé du copie de lettres pour relever la copie exacte de pièces expédiées. Ce copie de lettres n'est pas officiel ni réglementaire. Le registre de correspondance seul est réglementaire, M. le Médecin-major Boisson conseille de diviser ce registre en deux parties : dans la première seraient copiées les lettres de service envoyées par le médecin ; sont compris dans ces lettres de services les états divers qui partent de l'infirmerie. L'indication de l'adresse de ces états expédiés, la date d'envoi, la contenance de ces états. tout doit être porté sur le registre.

Dans la deuxième partie seraient copiées les lettres. notes de service et circulaires émanant des autorités militaires.

Chaque lettre expédiée, chaque état porte un numéro d'ordre inscrit sur le registre de correspondance.

XII. *Registre des maladies vénériennes.* — Lorsqu'un homme se présente atteint d'une maladie vénérienne. il faut l'inscrire sur un registre spécial qui est enfermé dans l'armoire aux poisons (circulaire ministérielle du 7 avril 1902).

Le but de cette inscription est de renseigner le médecin sur l'évolution de cette maladie qui est souvent longue quoique curable. Si, dans la suite, le malade représente des accidents provenant de son ancienne affection, ils seront notés avec soin aussi que le traitement employé.

VI. — Cas spéciaux.

Etudions maintenant la conduite à tenir dans certains cas particuliers.

I. *Cas d'urgence. Blessés. Malades.* — Un homme est souffrant. L'infirmerie est prévenue. Le rôle du gradé est de se renseigner *immédiatement* sur cet incident. Il demandera si le médecin est prévenu, reconnaîtra la chambre du malade, fera prendre sa température par l'infirmier de garde qui apportera avec lui la serviette à auscultation et l'abaisse-langue. Il aura un crayon, son carnet et un billet d'hôpital d'urgence. Il attendra le médecin et le conduira directement au lit du malade.

S'il s'agit d'un accident, après renseignements, il fera préparer le brancard, les gouttières à fracture, du coton, des lacs, des solutions antiseptiques, des aiguilles à suture, une seringue hypodermique suivant les cas. En attendant le chef de service, préparons plutôt trop que pas assez.

Si l'alerte se produit pendant la nuit, l'infirmier sera toujours pourvu d'une lanterne garnie qu'il placera chaque soir à côté de son lit.

Après les soins médicaux, le gradé préparera le rapport du médecin qui doit être envoyé au chef de corps, à titre de renseignement.

Si le malade doit être dirigé sur l'hôpital, le gradé veillera au chargement de la voiture d'ambulance. Il fera préparer une bouillote d'eau chaude, si la période est froide. Il prendra note exacte du matériel emporté par la voiture, et le réclamera lorsque ce matériel ne sera plus utile.

II. *Services et manœuvres.* — Lorsqu'un service est prévu, une manœuvre commandée l'infirmier de service sera désigné. Il sera prudent d'avoir mis en note la liste des objets ou médicaments à emporter dans tous les cas, de façon à ne pas faire d'oubli. Les paniers ou cantine de manœuvre seront vérifiés ainsi que les sacs d'infirmier. Combien n'est-il pas grotesque de voir un infirmier ouvrir sur le champ de manœuvre un sac ou un panier dont les flacons sont vides ! Et le fait arrive ! N'oublions pas l'eau dans les bidons ou réservoirs. Suivant l'arme, suivant le matériel de l'infirmerie le gradé s'évertuera à prévoir mille petits détails par le bon sens et l'esprit pratique.

III. — *Incorporation.* — L'incorporation des jeunes soldats se fait vers le 15 novembre.

Préparons pour cette date un état, chez le trésorier du corps, de tous les hommes par recrutement. En face des noms, relevons le squelette du registre d'incorporation.

Au jour fixé, les chambres seront chauffées. le travail sera distribué de la façon suivante : à côté du médecin un infirmier qui veillera à ce que celui-là ait sous la main tous les objets nécessaires : (ruban métrique, stéthoscope, essuie-main, savon, eau propre). Un infirmier pèsera le jeune soldat, un autre le toisera avant qu'il se présente au médecin. Tous les renseignements donnés seront soigneusement notés. Une échelle typographique sera placée à cinq mètres du médecin.

IV. — *Vaccination.* — (Notice n° 3). La notice n° 3 donnera tous les renseignements nécessaires à la demande de vaccin et au rapport à fournir après constatation.

Lorsque la date de la vaccination sera connue le gradé préparera deux listes des hommes à vacciner. L'une servira à l'infirmier qui aura mission de faire passer les hommes à la suite, d'après un ordre régulier pour n'en omettre aucun. L'autre servira de contrôle au gradé.

Un infirmier lavera les bras dans l'antichambre de la salle de vaccination. Un autre infirmier sera spécialement chargé des vaccinostyles auprès des médecins. Pour bien faire ce service, il lira la notice n° 3 (titre II, § III).

Le gradé notera avec soin la date inscrite sur les tubes de vaccin et la provenance. Lorsque les tubes seront vides, ils seront retournés *très propres* au centre vaccinogène.

V. *Bains par aspersion.* — Les bains se prennent à l'infirmerie. Les salles de douches sont dotées d'appareils à pommes d'arrosoir, le plus souvent. L'ordre doit régner pendant une séance de douche.

Le gradé d'infirmerie veillera à ce que le vestiaire soit chauffé, que le sol soit garni de paille. Les hommes doivent arriver sous les douches en nombre égal aux pommes de douche. Il ne faut point tolérer que l'un commence sa douche quand l'autre va terminer.

Les hommes se laveront pendant une minute, se savonneront pendant une minute et se rinceront pendant une minute. Avec huit pommes, on douchera de la sorte 160 hommes par heure et le nettoyage sera parfait. Mais il faut être présent et comprendre la valeur des observations précédentes.

Evitez également que des hommes sortent mal vêtus ou s'attardent au vestiaire. Le rôle du gradé est très utile dans cette circonstance.

VI. *Désinfection.* — Si le corps possède une étuve, c'est l'étuve Vaillard et Besson (voir notice n° 7).

Si le corps n'a pas d'étuve, il y a lieu d'établir un bon de désinfection de la façon suivante :

Bon pour la désinfection d'une fourniture et des effets du soldat,...

Le Médecin-chef de service,

(Visé par le Sous-intendant)

Les maladies pour lesquelles se fait la désinfection sont :

1. La fièvre typhoïde ;
2. Le typhus ;
3. La variole ;
4. La rougeole ;
5. La scarlatine ;
6. Les oreillons ;

7. L'érysipèle ;
8. Le tétanos ;
9. La diphtérie ;
10. La fièvre jaune ;
11. La peste ;
13. La suette ;
13. Le choléra ;
14. La dysenterie ;
15. La tuberculose ;
16. La morve ;
17. Le charbon ;
18. La rage ;
19. La pelade.

Un inventaire complet des effets, de la literie doit être fait et signé par l'unité et l'hôpital qui désinfecte.

La notice n° 7 donne la description des différents procédés de désinfection correspondant aux objets à désinfecter.

Un cahier de désinfection enregistre les manutentions (notice n° 7).

VII. *Lessivage.* — L'infirmerie a intérêt à faire le lessivage de son linge à pansement. Le gradé trouvera les renseignements nécessaires à l'article X de l'Instruction du 13 août 1899 et dans la notice n° 9.

VIII. *Brancardier.* — Le gradé de l'infirmerie est un chef des brancardiers. Il s'appliquera à connaître à fond l'école du brancardier théorique et pratique.

Voici quelques questions représentant une partie de l'école du brancardier.

IX. *Rôle du brancardier.* — Le rôle du brancardier consiste à relever les blessés, à les porter rapidement à l'abri des projectiles.

Lorsque le blessé est abrité, le brancardier arrête les hémorragies, ranime les hommes en syncope, immobilise les membres fracturés. Enfin, il transporte le plus vite possible les blessés au poste de secours.

La tenue du brancardier est la tenue de campagne avec

armes ; il porte de plus un brassard bleu avec croix de Malte blanche. Ce brassard n'est qu'un insigne distinctif : il n'empêche pas celui qui le porte d'être retenu prisonnier par l'ennemi. Le brassard de la Convention de Genève (blanc avec croix rouge) empêche celui qui le porte d'être retenu prisonnier.

Au moment de la formation du combat, les brancardiers se réunissent à la gauche du régiment, mettent le sac dans la voiture, le fusil en bandoulière, et reçoivent un brancard, 4 bidons, et une musette par équipe.

X. *Relèvement des blessés* :
A. Par deux brancardiers. Deux moyens :
1º Les brancardiers se placent l'un à droite, l'autre à gauche du blessé, un genou à terre. Ils passent les mains sous les fesses et sous les épaules du blessé, qui, s'il le peut, met ses bras autour de leur cou ou de leur ceinture. Ils se lèvent en même temps au commandement.
2º Les deux brancardiers sont du même côté, un genou à terre. Le premier glisse une main sous les reins. Le deuxième sous le siège et les jarrets. Le blessé passe un bras autour du cou du premier brancardier.
B. Par trois brancardiers :
Deux brancardiers se placent dans la position du deuxième procédé. Le troisième se met en face de celui qui soutient le haut du corps. Il aide à soulever le blesser de terre, et quand les deux brancardiers sont debout, il approche le brancard, puis aide à y descendre le blessé.
C. Par quatre brancardiers :
Deux brancardiers se placent de chaque côté du blessé, un genou en terre. Les deux premiers engagent les mains sous les épaules et le siège ; les deux autres soutiennent chacun un des membres inférieurs.
Descente d'un blessé de son cheval. — Tenir le cheval de près par le mors de filet ; s'il remue, lui tenir le pied droit de devant fléchi et relevé ; enlever les armes.
A. Pour un seul brancardier. Deux procédés :
1º Le brancardier se place du côté du membre blessé qu'il tient immobile. Le cavalier passe la jambe du côté sain par dessus l'encolure et s'assied. Le brancardier se place le

dos entre les jambes du cavalier qui se laisse tomber sur le dos du brancardier.

2° Le cavalier étant assis, le brancardier passe les bras derrière les cuisses du blessé, le plus haut possible. Le cavalier se laisse glisser dans les bras du brancardier et lui embrasse le cou.

B. Pour deux brancardiers. Deux procédés :

1° Un brancardier maintient le membre blessé, l'autre passe la jambe du côté sain par dessus l'encolure. Le cavalier étant assis, les brancardiers se faisant face glissent leurs mains sous les cuisses du blessé, le plus haut possible. Le cavalier se laisse glisser et saisit par le cou chacun des brancardiers.

2° Le cavalier étant assis, les deux brancardiers côte à côte, le plus éloigné du cheval saisit les deux jambes du blessé, l'autre glisse ses deux mains sous les cuisses et reçoit le blessé qui le prend par le cou.

C. Descente des blessés par trois brancardiers.

Le cavalier étant assis, deux brancardiers se placent dans la position indiquée au deuxième procédé, le troisième près de l'encolure glisse ses mains sous les cuisses du blessé comme le brancardier qui lui fait face. Ils reçoivent le blessé qui passe ses bras à leur cou (procédé à employer en cas de fracture du membre inférieur).

Transport d'un blessé par un seul brancardier. — Deux procédés :

1° Le brancardier se place un genou à terre en tournant le dos au blessé qui lui embrasse le cou ;

2° Le brancardier, un genou à terre, passe ses bras sous les reins et sous le siège du blessé qui lui embrasse le cou.

Transport d'un blessé par deux brancardiers. — Position assise, deux procédés :

1° Les brancardiers, un de chaque côté, un genou à terre, unissent leurs mains sous le siège et sous les épaules du blessé qui les prend par le cou ;

2° Les brancardiers, de chaque côté, saisissent chacun son poignet droit avec la main gauche, puis avec la main droite prennent le poignet gauche de l'autre brancardier ;

Les mains enlacées sont glissées sous le siège du blessé.

Position couchée. — Trois procédés :

1° Un brancardier de chaque côté du blessé :

2° Les brancardiers sont placés tous deux du même côté (comme pour le relèvement par deux brancardiers);

3° Le blessé est saisi par les extrémités. Un brancardier se place à la tête du blessé, un genou à terre, passe les bras sous ses aisselles et croise les mains sur la poitrine du blessé ; l'autre se place entre les jambes du blessé et les saisit sous les jarrets.

Installation d'un blessé sur le brancard. — Le blessé doit être couché sur le dos, la tête un peu relevée. Il ne faut point coucher le blessé sur sa blessure. On se sert, pour conserver la position donnée au blessé, de la couverture ou des vêtements du sac roulés ou pliés.

Marche avec le brancard. — Les brancardiers marchent doucement. Ceux de la tête ayant un pas différent de ceux des pieds ét fléchissent légèrement sur les jambes.

Le brancard doit rester horizontal.

Quand le blessé a la jambe cassée, il faut, dans une pente, que les pieds soient plus élevés que la tête.

Hémorragie. — On appelle hémorragie l'écoulement du sang. Si l'écoulement est abondant et continu il peut amener la mort.

Moyens d'arrêter une hémorragie :

1° Appliquer, au point d'où le sang coule, le paquet de pansement et serrer avec la bande ;

2° Si l'hémorragie est abondante et n'est point arrêtée par ce moyen, comprimer les artères.

Pour le bras, presser avec les doigts en dedans de la saillie du biceps, du côté du corps.

Pour la cuisse, comprimer sur le milieu du pli de l'aîne.

On peut enfin appliquer sur le membre un garrot.

Le garrot se compose :

1° d'une pelote (bouchon, caillou, motte de terre dans un mouchoir) qu'on applique au point à comprimer ;

2° d'une plaque (de ceinturon, planchette, morceau de cuir) qu'on applique sur le côté du membre opposé à la pelote ;

3° d'un lien (corde, bande, cravate) noué lâche sur la pelote et la plaque ;

4° d'un bâtonnet (couteau, cuiller, branche) qu'on passe

dans le lien pour le tordre jusqu'à ce que le sang ne coule pius.

Tourniquet. — Le tourniquet se compose de deux baguettes non flexibles réunies par un bout avec une ficelle qui laisse entre elles un écartement un peu moindre que le diamètre du membre. Le brancardier place une baguette sur le point à comprimer perpendiculaire au membre, l'autre parallèle à la première du côté opposé du membre. Il rapproche les deux bouts libres en pressant le membre jusqu'à ce que l'hémorragie s'arrète et les attache avec un lien.

Si les blessés sont nombreux, il faut conduire au poste de secours d'abord ceux qui ont un garrot ou un tourniquet.

Blessure. — Si le blessé ne peut ètre soigné immédiatement, il faut, avant tout, protéger la plaie contre les contacts qui pourraient la salir, à l'aide d'un pansement.

Paquet de pansement. — Le brancardier retire le paquet de pansement de la poche du blessé, ouvre l'enveloppegrise, en retire l'enveloppe caoutchouctée qu'il déchire, et place l'étoupe entourée de gaze sur la plaie, il recouvre l'étoupe de la compresse de gaze, pose sur la compresse le tissu imperméable et maintient le tout avec la bande et les épingles,

Le brancardier ne doit pas toucher la plaie avec ses mains, ni chiffonner entre ses doigts le contenu du paquet, ni le poser à terre. Il doit l'appliquer sur la plaie en y touchant *le moins possible.*

Signes d'une fracture :

1° la douleur ;

2° le membre dévié ;

3° l'impuissance du blessé à soulever ce membre ou à se porter sur ce membre ;

4° le membre remue d'une façon anormale.

En présence d'une fracture, il faut immobiliser le membre.

Avant-bras : suspendre le membre dans une écharpe.

Bras : soutenir l'avant-bras avec une écharpe et appliquer le bras contre le corps avec une écharpe.

Jambe : appliquer le membre sain contre le membre cassé et lier les deux membres ensemble, après avoir interposé un coussin entre ces deux membres.

Syncope. — En cas de syncope, c'est-à-dire lorsque le blessé a perdu connaissance, on couche ce dernier la *tète*

basse. On lui chatouille l'intérieur du nez, on lui asperge le visage d'eau froide, on pratique la respiration artificielle et les tractions de la langue.

Il ne faut jamais faire boire un homme en syncope avant qu'il ait repris connaissance,

Insolation. — L'insolation est le coup de chaleur. Elle se produit de préférence chez les hommes qui ont pris de l'alcool avant la marche, qui ont bu beaucoup, qui ont la poitrine serrée, ou bien dans les troupes dont les rangs sont serrés, ou enfin chez les hommes qui se sont couchés à terre pendant les haltes sur un sol surchauffé par le soleil.

L'homme insolé doit être mis hors du rang ; on lui enlève son sac à l'ombre d'un arbre, on le déboutonne, on lui fait boire quelques gorgées d'eau fraîche à petits coups.

S'il a perdu connaissance, on le ventile, on asperge la figure d'eau fraîche, on le frictionne sur les quatre membres, on lui fait respirer *prudemment* de l'ammoniaque, enfin on pratique la respiration artificielle et les tractions de la langue.

Telles sont les notions essentielles que doit connaître intégralement le gradé. Nous avons puisé ces derniers renseignements dans un petit questionnaire qui ne porte aucun nom d'auteur. Nous le regrettons, heureux que nous aurions été d'adresser à ce dernier nos remerciements.

VII. — **Memento**

Repassons donc le travail du gradé de l'infirmerie et voyons-le aux prises avec chaque situation.

Essayons de rappeler en quelques lignes la conduite administrative à tenir dans les différents cas :

1° *Entrée d'un homme à l'infirmerie*

1. Inscription sur le cahier de visite de la compagnie ou de l'unité.

2. Rappeler l'article **44** du Règlement sur le service de santé. L'appliquer.

3. Bain de pied à donner à l'entrant (article 45.)

4. Inscription des renseignements sur le registre d'infirmerie-hôpital : page de gauche.

5. Noter l'entrée sur le registre d'incorporation au nom du malade.

6. Noter l'entrée sur le cahier d'alimentation (mutation), s'il est au régime spécial.

7. Classer le nom aux pancartes.

2. *Sortie d'un malade de l'infirmerie.*

1. Inscription sur le cahier de visite de la compagnie ou unité.

2. Article 63 à appliquer.

3. Registre d'infirmerie à remplir.

4. Compléter l'inscription du service d'incorporation faite à l'entrée.

5. Mutation du registre d'alimentation, du régime spé-

6. Classer le nom aux pancartes.

7. Cahier de statistique.

3° *Entrée d'un homme à l'hôpital*

1. Inscription sur le cahier de visite de l'unité.

2. Consulter l'article 203 du Règlement et l'article 204 : établissement d'un certificat n° m^lu 45, si urgence, et dans tous les cas du modèle 44 qui doit être rempli sans rature ni surcharge (article 204).

3. Inscription du nom et du diagnostic d'entrée dans les colonnes du registre infirmerie-hôpital consulter le chapitre concernant le registre d'hôpital pour s'y conformer.

4. Inscription de la malade sur le registre d'incorporation.

5. Rapport à fournir au chef de corps s'il y a accident ou urgence.

6. Classer le nom aux pancartes.

4e Sortie de l'hôpital :
1. Inscrire le diagnostic de sortie, la date de sortie et le numéro de la nomenclature sur le registre d'hôpital.

2. Compléter les renseignements du registre d'incorporation dans les colonnes correspondantes au nom du malade.

3. Si le malade sort par convalescence, ou par réforme, ou par décès, donner ces indications également au registre des catégories.

4. Conserver le billet d'hôpital et le classer.

5. Classer le nom aux pancartes.

6. Cahier de statistique.

5° Eaux minérales et bains de mer :
1. Consulter les articles 35 et 121 et la notice n° 18.

2. Inscrire les renseignements sur le registre d'incorporation.

3. Inscrire les renseignements sur le registre des catégories.

6° Homme atteint de maladie vénérienne : Inscrire les renseignements sur le registre de maladie vénérienne.

7° Bons de bandages, etc. — Ne pas oublier l'inscription des objets délivrés sur le registre d'incorporation (article 36 et 226).

8° Vaccination. — Les renseignements de la vaccination sont portés sur le registre d'incorporation.

VIII. — **Pièces périodiques à fournir.**

A. Quotidiennement.

1. Rapport journalier au chef de corps.

2. Relevé alimentaire à adresser à la cautine.

B. Tous les cinq jours en temps d'épidemie, un rapport semblable à l'état décadaire.

C. Tous les dix jours (1. 11. 21). Etat décadaire.

D. Tous les mois :

1. Avant le 5 du mois suivant, le compte rendu mensuel.

2. Dans les premiers jours du mois, état relevé des registres chambre et infirmerie à adresser au chef de service de la portion principale, si c'est le cas d'un détachement.

3. État de réforme à date fixée.

4. Faire signer tous les mois, les registres indiqués plus haut par le lieutenant-colonel.

5. Visite de la literie de l'infirmerie et rapport au sous-intendant (article 72 du Règlement sur le service intérieur).

6. Noter les mensurations prescrites par la circulaire annexe à l'intruction de la nouvelle gymnastique du 22 octobre 1902.

E. Tous les semestres :

1. Etat des imprimés à demander à la sous-intendance (imprimés de la guerre).

2. Rapport sur la visite du matériel de réserve.

Voir Instruction du 16 novembre 1894, la notice n° 34, les articles 551 à 556 inclus du Règlement, le *Bulletin Officiel*, P. R., page 887 (1901).

G. Tous les ans :

1. Au 1er mars, rapport sur l'instruction des infirmiers et brancardiers. (Notice n° 6.)

2. Statistique annuelle (Instruction du 6 mars 1901) avant le 3 février.

3. Rapport d'incorporation à établir aussitôt que l'incorporation est finie.

4. Après le départ de la classe, rapport sur les hernies opérées dans l'année.

5. Etat de réforme du matériel (art. 78 du Règlement) à une époque prescrite.

6. Envoyer à la signature du Directeur du Service de santé le registre de casernement avant le 1er mai.

IX. — Rappel de circulaires visant quelques cas courants.

I. *Allocation de thé*. Circulaires du 6 mars et du 15 janvier 1900.

II. *Entretien des filtres Chamberland*. Instruction ministérielle du 12 janvier 1901.

III. *Désinfection des effets des peladeux*. Circulaire ministérielle du 17 avril 1891.

IV. *Envoi des convalescents au dépôt de Porquerolles*. Circulaire du 27 janvier 1900.

V. *Tenue du dossier des eaux*. Notice n° 35.

VI. *Déclaration obligatoire des maladies contagieuses*. Loi du 30 novembre 1892.

VII. *Rage*. Instruction du 16 janvier 1901, modifiant la notice 37.

VIII. *Aliénation mentale*. Circulaire du 7 avril 1870.

IX. *Evacuation sur les hôpitaux militaires de Paris*. Circulaire du 20 septembre 1877.

Le volume officiel, arrêté à la date du 1er mai 1903 (Service de santé ; Dispositions diverses), permettra de retrouver tout rengeignement perdu ou oublié.

X. *Taille exigée pour le service actif* (chez les soldats appelés) :

Infanterie, 1 m. 54, minimum.

Sapeurs-pompiers, 1 m, 64, minimum.

Gendarmerie, 1 m. 63, minimum.

Chasseurs et hussards, 1 m. 59 à 1 m. 68.

Chasseurs d'Afrique et spahis, 1 m. 59 à 1 m. 72.

Dragons, 1 m. 64 à 1. m. 74.

Cuirassiers, 1 m. 70 à 1 m. 85.

Artillerie, 1 m. 60, minimum.

Artillerie de forteresse, 1 m. 66, minimum.

Pontonniers, 1 m. 64, minimum.

Génie, 1 m. 66, minimum.

Chasseurs à pied, zouaves, bataillons d'Afrique, compagnies d'ouvriers d'administration, artificiers, 1 m. 54, minimum.

Train des équipages, 1 m. 60 à 1 m. 65.

Pour les ouvriers versés dans les différentes armes, il est toléré un abaissement de taille, sauf pour l'infanterie. De même pour les engagés volontaires. (Voir Instruction du 31 janvier 1902.)

Tels sont les renseignements indispensables à tout gradé d'infirmerie.

Le médecin militaire a trouvé dans le « Précis de législation militaire », de M. le médecin-major Boisson, et dans les « certificats médicaux de M. le médecin-major Durand », les documents qui lui sont utiles. Nous ne désirons qu'une chose : c'est qu'après la lecture de ces pages le gradé évite à son chef de service un travail purement matériel et une perte de temps : c'est pour arriver à ce but que nous sommes entrés dans des détails enfantins que l'on voudra bien nous pardonner.

TABLE DES MATIÈRES

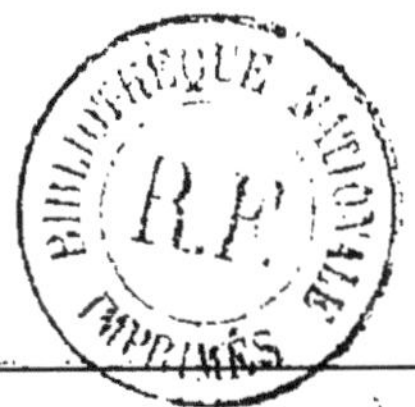